AF240257

GUÉRISON

DU

CHOLERA ASIATIQUE,

ET

PRÉSERVATIFS CONTRE CE FLÉAU.

Deuxième Article

ADRESSÉ

PAR LE DOCTEUR SAMUEL HAHNEMANN,

CONSEILLER-D'ÉTAT, ETC.,

A M. le C.t S. Des Guidi,

Doct.-Méd. à Lyon.

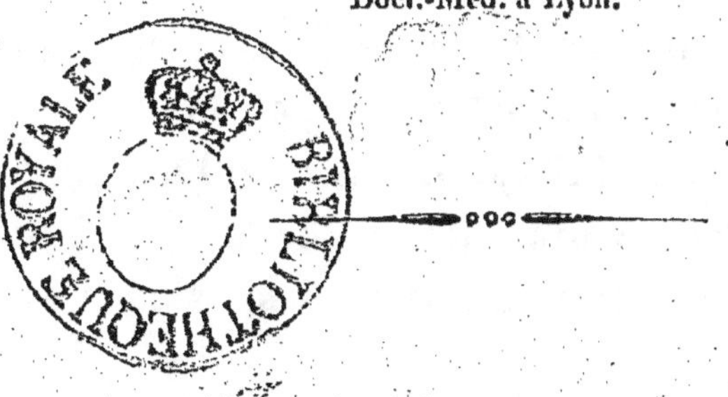

A LYON,

DE L'IMPRIMERIE DE M. P. RUSAND,

AUX HALLES DE LA GRENETTE.

1831.

GUÉRISON

DU

CHOLERA ASIATIQUE,

ET

PRÉSERVATIFS CONTRE CE FLÉAU.

On a publié la recette d'un remède employé à Dunabourg contre le Cholera asiatique avec un tel succès, qu'on aurait perdu un malade sur dix. La substance qui domine dans cette recette est le camphre qui y entre dans une proportion décuple des autres substances accessoires.

La mortalité n'eût pas été d'un dixième, ni même d'un centième des malades, si, au lieu de combiner le camphre, on l'eût administré seul dès l'apparition des premiers symptômes du Cholera, et si l'on n'eût pas employé en même temps la saignée et autres moyens.

Mais pour être éminemment salutaire dans cette maladie violente, le camphre doit être administré comme seul et unique spécifique dès le début du mal, et sans attendre le médecin, toujours trop tardif dans un cas si urgent, et qui, le plus souvent,

J'ai cru devoir faire suivre la Dissertation du Docteur Hahnemann, sur le Cholera-Morbus, par les nouveaux renseignemens qu'il m'a transmis. J'ai l'honneur de prévenir le Public que j'en attends de divers autres Médecins homéopathes qui combattent dans ce moment ce terrible fléau dans l'Autriche et la Hongrie; dès que je les aurai reçus, je m'empresserai de les publier dans l'intérêt de l'humanité.

GUÉRISON

DU

CHOLERA ASIATIQUE,

ET

PRÉSERVATIFS CONTRE CE FLÉAU.

On a publié la recette d'un remède employé à Dunabourg contre le Cholera asiatique avec un tel succès, qu'on aurait perdu un malade sur dix. La substance qui domine dans cette recette est le camphre qui y entre dans une proportion décuple des autres substances accessoires.

La mortalité n'eût pas été d'un dixième, ni même d'un centième des malades, si, au lieu de combiner le camphre, on l'eût administré seul dès l'apparition des premiers symptômes du Cholera, et si l'on n'eût pas employé en même temps la saignée et autres moyens.

Mais pour être éminemment salutaire dans cette maladie violente, le camphre doit être administré comme seul et unique spécifique dès le début du mal, et sans attendre le médecin, toujours trop tardif dans un cas si urgent, et qui, le plus souvent, n'arrive auprès du malade que lorsqu'est passée la première période ou stade de la maladie, seule époque où l'on puisse compter sur l'efficacité du remède que nous recommandons. Lorsque la maladie est parvenue à sa seconde période, vainement en tenterait-on l'emploi, le malade succombera infailliblement.

Ceux donc qui se trouveront auprès du malade au moment où il sera saisi par le mal, devront, sans perdre du temps à courir après un médecin, conjurer de suite l'orage par l'administration opportune du camphre, c'est-à-dire dès l'apparition des premiers symptômes. Cette observation m'a été confirmée par une foule de personnes, la plupart étrangères à l'art de guérir, et qui habitent la Gallicie et la Hongrie.

Lorsque le Cholera éclate quelque part, ses premiers symptômes se rapportent tous au système nerveux; c'est cette première période qu'il est important de ne pas laisser écouler, et qu'on reconnaîtra aux phénomènes suivans : prostration subite des forces, impossibilité de rester debout, altération et décomposition des traits de la face qui devient bleue et glaciale au toucher; les yeux sont caves; il y a froid général surtout aux extrémités; angoisses, désespoir, oppression, tremblement et palpitations de cœur, perte du sentiment, cris plaintifs, gémissemens sans qu'on puisse savoir de quoi le malade se plaint : il ressent une chaleur brûlante au gosier et à l'estomac : la moindre pression sur cette partie ex-

(5)

cite des cris douloureux. Il survient des crampes dou-
loureuses aux mollets, puis à d'autres muscles; elles
deviennent plus tard générales et permanentes. Le
malade n'a ni soif, ni vomissement, ni diarrhée dans
cette première période.

Jusque-là existe la possibilité de sauver le malade par la prompte administration du camphre; mais
il est essentiel que les parens soignent eux-mêmes
le patient, parce que cette première période passe
rapidement à la seconde, et la seconde ne cède plus
au camphre : souvent même la mort arrive avant
que les symptômes de cette seconde époque aient lieu.

Ainsi, pendant cette première période il faut
donner fréquemment et au moins toutes les cinq
minutes, sur un morceau de sucre, une ou deux
gouttes d'esprit de camphre (fait avec une demi-
once de camphre dissous dans six onces d'esprit de
vin.). A défaut de sucre, on peut donner ces gouttes
dans une cuillerée d'eau. En outre la personne qui
soigne le malade prend de cet alcool camphré dans
le creux de la main, et en frictionne les membres et
la poitrine du patient; on peut même en administrer
deux cuillerées à café étendues dans une demi-livre
d'eau chaude pour un lavement, et en même temps
faire évaporer du camphre dans l'appartement à
l'aide d'une plaque de fer blanc chaude, pour que le
malade puisse au moins respirer la vapeur du camphre, dans le cas où il y aurait déjà crampes aux mâ-
choires et impossibilité de les écarter l'une de l'autre.

Plus promptement on emploie cette médication, et plus on peut fonder de certitude sur le succès qu'on en obtient. Au bout de quelques jours le malade reprend de la chaleur, de la force, de la connaissance, du repos, du sommeil, signes de son salut.

On prétend qu'un malade ayant succombé dans le premier stade de la maladie, et donnant, au moment d'être enseveli, quelques signes de vie, fut rappelé et guéri par l'injection dans la bouche de quelques gouttes d'esprit de camphre mêlées d'huile. Celui qu'on avait cru mort n'était réellement qu'en syncope.

Passé cette première période, on ne doit plus compter sur l'action du camphre, et la position du malade devient des plus critiques : il survient un nouveau caractère de crampes, soif ardente, froid progressif, angoisses extrêmes, affaissement de tous les sens, de la vue, de l'ouïe; vomissemens d'une eau blanchâtre, borborygmes, selles liquides et troubles, palpitations dans tous les membres.

Dans cette extrémité on peut essayer d'injecter dans la bouche du malade une ou deux pilules de *cuprum* $\frac{\cdots}{\times}$; l'huile de cajeput, si rare et si chère, mais si utile dans le Cholera, et qui, dit-on, sauve 99 malades sur 100 qui s'en servent, doit son efficacité à ce qu'elle est transportée dans des vases de cuivre et qu'elle s'empreint de ce métal. Des personnes dignes de foi m'ont assuré qu'en Hongrie celui qui se soumet à porter sur la peau une plaque de fer-blanc cuivrée s'exempte de la contagion.

Administré homéopathiquement, avec le soin d'éviter toute espèce d'infusion ou autre médication qui détruirait infailliblement l'action du remède, je préfère le cuivre au *veratrum album* $\div$ qu'on peut donner aussi; il faut le laisser agir tant qu'on trouve du mieux dans l'état du malade.

Arrivé à la guérison, il faut satisfaire avec prudence les désirs du malade; et, s'il conserve de la fièvre ou de l'aliénation mentale, donner alternativement le *brionia* et *rhus tox.* $\div$.

Le cuivre peut s'employer comme préservatif, en en prenant chaque semaine une pilule $\div$ le matin à jeun; cela n'altère nullement la santé. Tout médecin homéopathe en indiquera la préparation; et quant au camphre et à l'esprit de vin, ils se trouvent dans toutes les pharmacies.

Le Docteur **J. A. Schubert**, de **Léipsick**, m'ayant fait passer son mémoire sur le cholera pestilentiel, qu'il a récemment publié, je crois utile d'en publier un extrait qui regarde seulement le traitement de cette maladie.

L'ANCIENNE école médicale a épuisé ses ressources empiriques contre cette épidémie qui a enlevé près de 4,000,000 d'hommes depuis 1817. Ce sont surtout les accidens graves qu'elle ne sait pas guérir; et si dans les cas modérés elle a sauvé, soit par la méthode antiphlogistique, soit autrement,

quelques malades d'un naturel robuste, leur réta-
blissement ne s'est opéré qu'avec lenteur, et la plupart conservent toute leur vie des traces, soit de la
maladie, soit des médications énergiques. Ce qui ne
paraîtra nullement étonnant si l'on réfléchit à la
délicatesse du tube alimentaire. La plupart des médecins de l'ancienne école ont reconnu leur impuis-
sance et ont perdu courage. Cette insuffisance de
l'art n'a point échappé aux gouvernans qui ont fait
un appel à toutes les lumières de notre art et mis au
concours de grandes récompenses.

Une maladie qui tue en deux heures réclame des
moyens sûrs, prompts, efficaces et doux; elle les
veut spécifiques, et l'ancienne école ne peut en offrir,
puisqu'elle ignore l'effet des substances pures; ici est
l'avantage de la nouvelle école qui peut seule quelque chose contre toutes les maladies épidémiques.

Les remèdes du cholera dont j'ai moi-même retiré
les effets les plus heureux dans les cas les plus graves,
sont *veratrum album*, *ipecacuanha*, *chamomilla*,
arsenicum album. Chacun de ces remèdes est applicable à des cas particuliers.

Si la maladie s'annonce par des signes précurseurs,
on pourrait la prévenir par de petites doses d'*ipecacuanha* répétées, 2 à 4 pilules $\overline{\text{VI}}$ répétées toutes
les 3 ou 4 heures. Car son action ne dépasse pas ce
temps-là; ou bien le *veratr. alb.*, une à trois pilules
$\overline{\text{XXX}}$, qu'on laisse opérer 8 ou 14 jours.

Si les symptômes ressemblent à ceux du Cholera

sans en être , et que le *chamomilla* ou l'*ars. alb.* y
répondent plutôt, on leur donnerait la préférence.

La dose la plus convenable du *chamomilla* est
2 à 4 pilules XĪĪ ; il agit un ou deux jours , mais la
dose ne doit pas être répétée.

L'arsenicum opère plus long-temps, ordinairement
plus de deux semaines, lorsque la maladie est chro-
nique ; mais lorsqu'elle est aiguë 4 , 8 ou 12 jours.
La dose ne doit jamais se répéter.

Ceci est applicable à tous les cas.

Si l'on fait usage du *veratrum* comme préservatif , il ne faut nullement l'appliquer aux symptômes du Cholera , mais choisir parmi les autres , le
mieux approprié à l'état du malade.

Si la maladie débute d'une manière violente et
dangereuse , il faut administrer de suite *ipecac.*, et
répéter toutes les 3 ou 4 heures (si le malade en
est soulagé), humecté si la langue est sèche, mais
sec si elle est humide. J'ai guéri avec 3 , 4 ou 6 de
ces doses , de cette manière , plusieurs cas très-gra-
ves du cholera sporadique.

Si la première dose d'*ipecac.* n'opère pas, ce dont
on est sûr au bout de 10 à 15 minutes , il ne faut
pas perdre de temps à continuer ; mais il faut deux
ou trois heures après donner du *chamomilla* une
seule dose non répétée.

Si ce dernier n'opère pas dans un quart d'heure ,
on a recours, trois ou quatre heures après, à une pe-
tite dose (une à deux pilules), de *veratr. alb.* XĪĪ ,

après quoi il faut laisser le malade sans lui plus rien donner, et laisser le remède opérer; ce qui n'est souvent fait qu'au bout de 8 à 14 jours, compris la convalescence. Il est essentiel de ne pas déranger l'action du dernier remède qui préserve d'une rechute.

Mais il est rare que l'*ipec.* manque son effet, même dans les cas les plus graves.

Pour les cas modérés, une seule dose d'une à trois pilules de *veratr.* suffit pour toute médecine.

Rarement on aurait besoin de recourir à une dose d'une à trois pilules d'*arsen. alb.* $\overline{\overline{XXX}}$.

Ce dernier remède répond homéopathiquement aux symptômes les plus graves, comme faiblesses, angoisses, soif ardente, douleurs violentes, etc. Il opère long-temps, et son action commence de suite et avec violence; aussi ne le donnerai-je jamais aux enfans, vieillards ou personnes faibles, mais à des hommes robustes de 20 à 60 ans.

Les remèdes les plus efficaces et les plus importans seront toujours le *veratr.* et l'*ipecac.*; ils écartent de suite la crampe, l'angoisse, etc., etc.

Lorsque le médecin est appelé trop tard et que le malade est épuisé, il ne reste que le *chamomilla* dont il ne faut pas alors espérer grand secours.

Dans les cas excessivement rares où se présentent, mêlés aux accidens cholériques, ceux d'une inflammation, il faut faire précéder les remèdes indiqués par une pilule d'*acon. napp.* $\overline{\overline{XXX}}$, et éviter toute perte de sang. Après 8 à 16 heures on aperçoit rarement la moindre trace d'inflammation ; mais si cela était on reviendrait, après 16 heures, à l'*acon.*; et quand l'inflammation est éteinte, on n'apporte aucun retard à traiter les accidens cholériques.

Il est inutile de dire qu'avec le traitement homéopathique il faut éviter toute autre médication, comme bains, frictions, odeurs, vinaigre, fumigations, clystères, etc. : la vie du malade en dépend.

Un traitement de convalescence n'est jamais utile après un traitement homéopathique qui n'affaiblit pas, permet bientôt au malade de manger, et ne laisse aucune suite.

Quant au régime qu'on doit suivre avant, pendant et après le cholera, il est le même qu'on prescrit à tous les malades qui se confient au traitement homéopathique, en ajoutant qu'ils ne doivent pas changer de linge, à moins d'en prendre qui ait été déjà porté par un autre. On ne permet le vin dans l'eau que lorsque le malade est en pleine convalescence.

N. B. Ce traitement et celui prescrit par le docteur Hahnemann, paraissent avoir opéré des prodiges en Hongrie et en Gallicie. Le docteur Schruder, dans le plus fort de l'épidémie, à Lemberg, a traité homéopathiquement vingt-quatre malades du Cholera; vingt-quatre ont guéri.

Une lettre particulière, reçue hier, nous annonce que les homéopathes ont eu à Vienne le plus grand succès. Nous attendons de nouveaux renseignemens.